AF613519

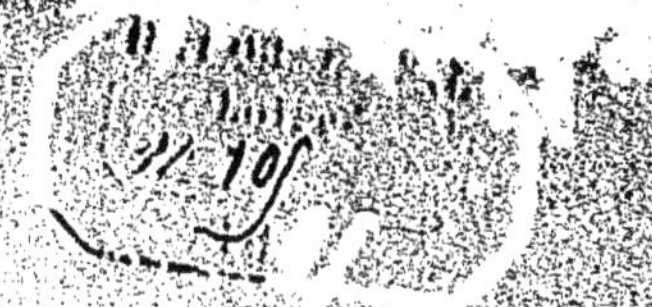

L'ALCALOIDO-THÉRAPIE DOSIMÉTRIQUE

ET

LA JUGULATION DES MALADIES AIGUËS

PAR

Le Docteur L. Th. CHAZARAIN

(de Paris)

ANCIEN MÉDECIN DES HOPITAUX CIVILS DE SAINT-LOUIS
ET DE SAINTE-MARIE-DE-BATHURST (SÉNÉGAMBIE)
VICE-PRÉSIDENT DE LA SOCIÉTÉ DE MÉDECINE DOSIMÉTRIQUE

CONFÉRENCE

FAITE A LA SOCIÉTÉ DE MÉDECINE DOSIMÉTRIQUE

Le 27 avril 1895

PARIS
GEORGES CARRÉ, ÉDITEUR
3, RUE RACINE, 3

1895

L'ALCALOIDO-THÉRAPIE DOSIMÉTRIQUE

ET

LA JUGULATION DES MALADIES AIGUËS

PAR

Le Docteur L. Th. CHAZARAIN
(de Paris)

ANCIEN MÉDECIN DES HOPITAUX CIVILS DE SAINT-LOUIS
ET DE SAINTE-MARIE-DE-BATHURST (SÉNÉGAMBIE)
VICE-PRÉSIDENT DE LA SOCIÉTÉ DE MÉDECINE DOSIMÉTRIQUE

CONFÉRENCE

FAITE A LA SOCIÉTÉ DE MÉDECINE DOSIMÉTRIQUE

Le 27 avril 1895

PARIS
GEORGES CARRÉ, ÉDITEUR
3, RUE RACINE, 3

1895

L'ALCALOIDO-THÉRAPIE DOSIMÉTRIQUE

ET

LA JUGULATION DES MALADIES AIGUËS

CONFÉRENCE

MESDAMES, MESSIEURS,

Vous savez tous que nous avons chacun au fond de nous-mêmes une manière de comprendre la vie, qui est comme le guide de toutes nos actions.

C'est cette idée rectrice qui inspire nos jugements, provoque nos résolutions, nous entraîne dans telle ou telle voie, et nous empêche de dévier du but que nous nous sommes assignés.

C'est ainsi qu'aux uns elle fait voir le suprême bonheur dans la possession de la fortune et que, la leur représentant comme la source de toutes les satisfactions, elle les pousse à l'acquérir par les moyens les moins avouables, pourvu qu'ils aient l'espoir d'échapper à la vindicte des lois ; qu'aux autres, elle le montre dans l'accomplissement du devoir, dans le perfectionnement incessant de leur être physique, intellectuel et moral, dans le bien qu'ils auront fait, dans les souffrances qu'ils auront guéries, dans celles qu'ils auront prévenues, enfin dans l'attente certaine pour eux d'une vie toujours grandissante et d'autant plus belle qu'ils auront plus longtemps et mieux travaillé à leur amélioration, et à celle de leurs frères en humanité, dont il se savent solidaires.

C'est dire combien il nous importe que la conception dont nous parlons repose sur une vérité démontrée.

Mais vraie ou fausse, il nous en faut une.

Privé de la direction qu'elle lui donne, l'homme n'agirait plus qu'au hasard, et aussi incapable de bien faire que de mal faire, il ne serait plus qu'un être inutile à lui-même et aux autres.

Eh bien, le médecin a besoin lui aussi d'une croyance pour pouvoir exercer son art d'une manière véritablement utile pour ses malades et digne pour lui ; il faut qu'il ait une conception de la maladie, qui lui permette d'en déduire la direction à donner à son intervention et le choix des agents médicamenteux dont il utilisera les propriétés pour la combattre.

Qu'est-ce donc que la maladie ? — C'est une manière d'être de la santé, consistant dans l'altération de l'état physiologique de certains tissus ou de certaines fonctions. Pour Claude Bernard la santé et la maladie ne sont pas deux modes différents comme ont pu le croire les anciens médecins et comme le croient encore quelques praticiens. Il ne faut pas, dit-il, en faire des principes distincts, des entités qui se disputent l'organisme vivant et en font le théâtre de leurs luttes : ce sont là des vieilleries médicales auxquelles, ajouterons-nous, semblent nous ramener pourtant les théories microbiennes. Dans la réalité, il n'y a entre ces deux manières d'être que des différences de degré. L'exagération, la disproportion, la désharmonie des phénomènes fonctionnels constituant la maladie, et la normalité l'état de santé, la médecine consiste à ramener ces phénomènes à leur rythme habituel.

Toutes les écoles sont d'accord actuellement pour comprendre la maladie comme la comprenait l'illustre physiologiste du collège de France.

Mais où elles cessent de s'entendre, c'est pour la détermination du moment où commence véritablement la maladie et celui par conséquent où la thérapeutique doit intervenir activement.

Les vitalistes, c'est-à-dire les médecins qui considèrent la maladie comme résultant d'une altération de la vitalité de la force vitale (cette force qui préside aux mouvements fonctionnels des organes dont elle est, d'ailleurs, inséparable), s'appuyant sur un fait incontesté, à savoir « que toutes les affections aiguës abandonnées à elles-mêmes présentent, dans la plus grande majorité des cas, deux phases bien distinctes : une première dans laquelle les phénomènes observés ne sont que des troubles de fonctions, et une seconde, dans laquelle apparaissent des lésions organiques » ; les *vitalistes*, dis-je, voient déjà la maladie dans les changements dynamiques, qui s'accusent par la fièvre, de la douleur, etc., et déclarent, en le prouvant par l'observation, que la persistance et l'intensité de ces troubles sont la cause des altérations anatomo-pathologiques qui les suivent et que si ces troubles peuvent être assez vite arrêtés, les lésions matérielles ne se produisent pas, que la maladie est jugulée.

Pour d'autres médecins (que l'on désigne à cause de cela, sous le nom d'organicistes), la maladie est tout entière dans la lésion organique et les troubles vitaux qui l'ont précédée ne comptent pas.

On comprend ce qui résulte de ces deux manières de voir : la conception vitaliste exige que le médecin intervienne dans la première période des maladies et cela dès l'apparition des symptômes initiaux, parce que l'espoir d'une jugulation est d'autant plus facilement réalisable que le traitement a commencé plus tôt : la conception organiciste laisse, au contraire, le médecin attendre, pour agir énergiquement, que l'existence de la lésion organique lui soit connue, en lui faisant croire qu'une médication commencée plus tôt est inutile.

Quant au médecin que ne guide aucune doctrine, comment agira-t-il ? — Il semble qu'il devra s'en rapporter à son inspiration pour décider de l'opportunité de son intervention. C'est pourquoi dans la même école, la même académie, et jusque dans le même individu suivant ses dispositions d'esprit, on trouve la plus grande variété d'opinions sur cette question.

Dans la *Société médicale des Hopitaux* de Paris, de juin 1884, à propos d'une maladie des plus graves, la fièvre typhoïde, nous relevons par exemple les deux opinions suivantes :

« M. Dumontpallier croit qu'il n'est pas un médecin qui consentirait à rester *l'arme au bras*, en présence d'un cas de fièvre typhoïde. »

« M. Tennesson répond que c'est là cependant ce qu'il fait. » (1)

Que doit faire en somme le praticien ?

La majorité des thérapeutistes lui conseillent de combattre la maladie dès qu'elle commence. Le Dr d'Oliveira Castro en donne les raisons suivantes : « à ce moment, en effet, dit-il, nos moyens sont plus efficaces, les lésions matérielles moins profondes et les lésions fonctionnelles plus simples ; la vitalité se conserve en raison inverse de la durée, de la gravité et des complications de la maladie ; la maladie dure moins de temps et coûte moins cher, la convalescence est abrégée, le travail moins longtemps suspendu ; enfin l'art conserve et augmente même son prestige parce que les résultats thérapeutiques étant plus sensibles, la foi du malade dans la clinique devient plus vive et cette foi est un auxiliaire important dans la guérison des maladies, non pas tant à cause de l'état moral qu'elle engendre que parce que, sous

(1) *Gazette hebdomadaire de médecine et de chirurgie*, 1883, p. 495.

son influence, on observe mieux nos prescriptions et on court plus vite au médecin (1).

D'autre part, l'observation démontre facilement les dangers de l'expectation même limitée aux premiers moments de la maladie, ainsi que la faiblesse, pour ne pas dire la nullité de nos moyens quand nous les réservons exclusivement pour les grandes scènes morbides : oui, dit le Pr Fonssagrives, la médecine ne peut rien contre l'irréparable ; elle ne prévaudra probablement jamais contre les lésions organiques ; mais n'a-t-elle pas prise sur les troubles fonctionnels dont celles-ci sont l'occasion ?

Que de bronchites, d'abord négligées comme légères, sont devenues des pneumonies incurables et des phthisies mortelles ! Que de fois de légers accidents de dentition se transforment en convulsions et mettent en péril la vie des petits malades !

Que de fois des embarras gastriques sans importance, ont entraîné le malade, grâce à l'expectation, sur la mer pleine de dangers de la fièvre typhoïde !

Gubler n'a-t-il pas écrit (2) : « la thérapeutique peut beaucoup, mais son pouvoir est limité. S'il s'agit de perturbations fonctionnelles ou de lésions récentes peu profondes, elle est omnipotente, car elle peut juguler, arrêter du moins et le plus souvent faire disparaître les progrès du mal. Mais au contraire, si les altérations sont profondes, si la nutrition est compromise, c'est à peine si l'intervention médicale est palliative ?

Jaumes n'est-il pas plus explicite quand il dit : l'opportunité pour s'opposer au développement des maladies, n'est jamais plus grande qu'au début. Dès que la maladie est établie, on a perdu un temps précieux. Les probabilités d'un

(1) *Défense de la Dosimétrie*, par le Dr d'OLIVEIRA CASTRO, p. 36.
(2) GUBLER, *Leçons de thérapeutique*, p. 11.

bon résultat diminuent singulièrement, lorsque les lésions d'organes primitivement dynamiques et faciles à éloigner, deviennent anatomiques et fixes. On a facilement raison d'une fluxion au début, mais son traitement, si elle passe à l'état de phlegmasie, présente de grandes difficultés, qui grandissent encore, lorsque la phlegmasie atteint la période de suppuration. Il faut combattre les premières manifestations de la maladie, parce que tout ce qui est inutile est dangereux ; telle doit être la règle *sans aucune exception.* Nous devons sans retard poursuivre la jugulation, dès l'apparition des premiers symptômes et sans nous laisser leurrer par leur apparente modération (1).

Ainsi il est reconnu par les meilleures autorités médicales que la maladie doit être attaquée, comme le conseille la doctrine vitaliste, dès qu'elle commence.

Mais peut-elle être jugulée réellement par les ressources de la thérapeutique courante ? — Je n'hésite pas à répondre : non, et j'en vois une première preuve dans les morts si fréquentes et si promptes qui se sont produites dans les quinze dernières années parmi les médecins les plus en vue du monde officiel. — N'a-t-on pas vu les Professeurs Vulpian, Béclard, Damaschino, foudroyés par la pneumonie sans que la science des confrères éminents qui les assistaient aient pu faire retrocéder la maladie ? — Et l'année dernière, un jeune médecin des hôpitaux, qui avait déjà sa célébrité, n'a-t-il pas été emporté en huit jours par la fièvre typhoïde, malgré le traitement par les bains glacés auxquels il s'était soumis et dont il avait, disait-on, obtenu sur d'autres les meilleurs résultats ?

Des morts semblables se produisent tous les jours chez des personnes dans la force de l'âge, habituellement bien

(1) Jaumes, *Traité de pathologie et de thérapeutique générale*, p. 1084.

portantes et que terrasse en quelques jours une fièvre qu'on n'a pas su enrayer.

A quoi tient cette impuissance de l'art ?

Les précédents conférenciers, mes confrères et mes amis qui ont eu l'honneur de parler devant vous l'année dernière, de la réforme thérapeutique du Professeur Burggraeve, nous en ont donné la raison : elle dépend à la fois de l'infidélité des agents médicamenteux employés par la médecine traditionnelle, celle qu'on apprend à l'École, et de la manière dont ils ont été jusqu'à ce jour employés.

L'infidélité des médicaments dépend à son tour de leur composition complexe et des proportions variables du principe actif, qui leur donne leurs propriétés pharmaco-dynamique.

Prenons par exemple l'opium, qui est le suc du *papaver somniferum*, et qui entre dans la composition du *laudanum* qu'on donne généralement comme calmant, et qui calme en effet assez souvent.

Mais cette préparation peut produire aussi des convulsions mortelles.— Claude Bernard a fait voir pourquoi. C'est que l'opium brut contient de la narcotine, qui est un principe convulsivant, à côté de la morphine, de la codéine, de narcéine qui sont des sédatifs du système nerveux.

De plus, les principes ne sont jamais en même proportion dans toutes les sortes d'opium. L'opium d'Alep pourra, par exemple, contenir 20 % de son poids de morphine, et l'opium d'une autre provenance n'en contenir que 5 %, de sorte qu'en donnant un grain d'opium on ne sait pas au juste ce qu'on donne.

Ce que nous disons du suc de pavot, nous est également vrai des préparations d'aconit, de digitale, de colchique, de quinquina, etc.

C'est que les plantes renferment plus ou moins de principe actif suivant qu'elles sont sauvages ou cultivées, qu'elles ont été récoltés avant ou après leur complet développement, qu'elles sont originaires de telle ou telle région.

Si, maintenant, on prépare avec des éléments aussi disparates des potions, des extraits, des teintures, des poudres, des pilules, etc., comment veut-on que le médecin qui a fait choix d'une de ces préparations puisse savoir ce qu'il donne et combien il donne ? Ces embarras, ces incertitudes, ont été mis en relief par le Dr Féron, dans sa conférence.

Aussi, lorsqu'il y a 25 ans, le Dr Burggraeve, après avoir remarqué que les blessés et opérés guérissaient d'autant plus vite qu'ils avaient moins de fièvre, conçut l'idée de juguler la fièvre traumatique ou même de la prévenir comme avait tenté de le faire Chassaignac, lorsque, dis-je, le Dr Burggraeve conçut l'idée de juguler la fièvre traumatique en la combattant dans sa première période ou en la prévenant par un traitement interne, afin d'empêcher ses malades de mourir de septicémie, il comprit qu'il ne trouverait pas dans les moyens de la médecine officielle les armes de précision dont il avait besoin, car pour agir vite, pour obtenir de prompts résultats, pour ne pas laisser à la maladie le temps de produire des lésions anatomiques, il fallait des agents déterminant toujours les mêmes effets physiologiques quand les circonstances étaient les mêmes, capables de faire baisser la température fébrile et le pouls, en relevant en même temps la vitalité, et, conséquemment, d'enrayer les fièvres continues, comme la quinine coupe les fièvres intermittentes.

Il ne pouvait pas non plus recourir à la médecine homéopathique dont les médicaments, avec leurs doses infinitésimales, n'ont jamais produit directement le moindre changement dans le rythme des mouvements fonctionnels et qui n'ont d'autre effet que celui de faire croire aux malades qu'ils se soignent réellement et qu'ils doivent retirer de bons effets de leur traitement. Il est vrai que cela importe peu, s'ils guérissent. Mais enfin, ils ne peuvent être utiles qu'à ceux des gens nerveux dont les maladies relèvent avant tout de la médecine suggestive.

C'est pourtant de l'homéopathie que vint au Dr Burgraeve la lumière, c'est-à-dire l'idée de la réforme thérapeutique qu'il devait bientôt annoncer au monde médical sous le nom de *méthode dosimétrique* et qui était destinée à opérer une véritable révolution dans la médecine traditionnelle.

Cette réforme ayant eu une portée considérable et devant rendre la médecine aussi scientifique qu'elle puisse être, il ne sera pas sans intérêt de donner ici un court historique de la manière dont elle s'est faite, et cela en vous procurant le plaisir d'entendre le récit qui en a été fait par le professeur Burggraeve lui-même :

Étant chirurgien, ce n'est pas de notre côté que l'idée de cette réforme pouvait venir. Comme beaucoup de nos collègues, nous croyions à la toute-puissance de l'art pour guérir nos blessés sans le secours de la médecine. Nous avions même une assez mince opinion de cette dernière, voyant l'insuffisance de ses moyens.

Nous pensions, comme le Nestor de la médecine contemporaine, Bouchardat, quand il dit :

« J'ai eu deux phases distinctes dans ma vie thérapeutique. J'ai consacré une partie de ma jeunesse à la thérapeutique pharmaceutique et mon âge mûr aux recherches originales de la thérapeutique hygiénique. En avançant dans la vie, les jeunes médecins verront, comme moi, que la pharmaceutique ne tient pas toutes ses promesses, et ils reviendront bien souvent à l'emploi sagement dirigé des modificateurs hygiéniques. »

C'est-à-dire que nous faisions peu ou pas de médecine interne. A part deux alcaloïdes, la quinine et la morphine, tous les autres étaient lettre morte pour nous. Même nous en avions peur comme de terribles poisons. Ainsi nous l'avaient enseigné nos maîtres.

La grossièreté des préparations allopathiques avait donné naissance à l'homéopathie : grâce au prestige qui s'attache en général aux mythes, Hahnemann était parvenu à introduire son système des doses infinitésimales ; et l'École officielle, tout en répudiant sa doctrine des *similia similibus*, n'avait pu les empêcher de se répandre dans le public.

C'est de là que devait nous venir la lumière — comme à l'apôtre saint Paul sur la route de Damas, où il poursuivait les néophytes du Christ et où lui-même faillit être foudroyé.

Ce fut à une des séances de l'Académie royale de médecine de Belgique. — Un de ses membres, jouissant d'une grande positica dans la famille royale de Hollande, feu le docteur Everard, était venu lire un mémoire sur le traitement du choléra par la méthode du docteur Mandt, médecin de l'empereur Nicolas Ier — ayant eu l'occasion de suivre sa clinique, à Saint-Pétersbourg, pendant la terrible épidémie de 1836.

Le choléra et la fièvre algide pernicieuse y régnaient concurremment, et l'empereur avait concédé à son médecin un service dans les deux hôpitaux de sa garde.

Mandt, sans être un homœopathe dans toute la rigueur du mot, traitait ses malades par différentes substances, après une longue trituration, c'est-à-dire en les *dynamisant* — comme le veut Hahnemann — mais en leur conservant un corps, puisqu'il en faisait des poudres au 20e de grain, avec du sucre de lait comme excipient ; et c'est sous cette forme qu'il donnait la quinine, la bryone. le camphre, le musc, le rhus toxicodendron, sans tomber dans les doses infinitésimales du promoteur de l'homœopathie.

Grâce à cette simplification, Mandt obtenait des succès marqués à côté de ses confrères les allopathes, avec leurs doses massives, et ces succès avaient frappé le docteur Everard — tant soit peu homœopathe après avoir été broussaisien. Lui aussi avait trouvé sa route de Damas, et c'est cette conversion dont il était venu faire sa confession à l'Académie de médecine de Belgique.

Comme d'ordinaire, la docte compagnie ne fit pas grande attention à la communication du docteur Everard, et son factum fut déposé honorablement aux archives. Ce ne fut que cinq ans après — à l'occasion des noces d'argent de l'Académie — que le susdit mémoire revit le jour, dans le compte rendu général de ses travaux pendant les vingt-cinq premières années de son existence.

Sa méthode, Mandt l'avait intitulée du nom *atomistique*, pour la différencier du pavé de l'ours allopathique. On comprend que ce n'était pas un titre de recommandation devant un Corps savant qui venait d'excommunier la doctrine hahnemannienne.

Mais, forme et fonds nous frappèrent, et nous résolûmes d'en faire l'expérimentation dans notre service chirurgical, à l'hôpital civil de Gand.

A cet effet, nous fîmes préparer, par un pharmacien de Bruxelles, des pilules minuscules avec les principaux alcaloïdes dont la science s'était enrichie dans ces derniers temps (indépendamment de la quinine et de la morphine, dont la découverte date du commencement de ce siècle) ; et c'est ainsi que nous nous procurâmes une matière médicale en dehors du Codex officiel, qui ne reconnaît que les préparations galéniques (du moins en thèse générale); la strychnine, l'aconitine, la vératrine, l'atropine, l'hyosciamine, la digitaline, la cicutine, etc., alcaloïdes peu ou pas expérimentés jusque-là, et que la loi obligeait les pharmaciens de tenir sous clef dans l'armoire aux poisons de leurs officines.

Certes, ce n'était pas engageant, et on ne tarda pas à crier aux empoisonnements. Heureusement, il n'en fut rien, car nous avions pris nos précautions.

Il fallut d'abord déterminer les doses, et, pour cela, constater le degré d'activité propre de chacun de ces alcaloïdes. Or, il ne s'agissait pas d'expériences *in anima vili*, mais sur l'homme lui-même.

Nous avions à notre disposition nos malades ; mais il y avait là une grave responsabilité à encourir ; et il est probable que l'administration des Hospices civils, dont nous relevions, nous eût, au moindre échec, arrêté dans nos essais. Il ne nous restait donc que notre propre individu. Nous en prîmes bravement notre parti et commençâmes avec les pilules préparées à Bruxelles.

Mais ici nous fûmes bientôt arrêté : ces pilules, faites au pilulier, d'après la prescription du Codex officiel, étaient insolubles et, en séchant, devenaient comme de petites balles de plomb ; mais, comme il fallait aller jusqu'à effet appréciable, nous les prenions à des intervalles rapprochés, dix à quinze minutes, jusqu'à ce que, par leur accumulation dans le tube instestinal et leur dissolution tardive, il se produisait une véritable explosion. C'est ainsi que plusieurs fois nous faillîmes périr sur le coup.

Le but que nous poursuivions était trop important pour nous arrêter en chemin ; non pour nous empoisonner pour de bon. A quoi eût servi le sacrifice de notre existence, sinon à nous faire passer pour un fanatique de la science et à éloigner à tout jamais de l'alcaoïdothérapie ?

Nous nous appliquâmes donc à trouver un autre mode de préparation de nos granules, c'est-à-dire la bassine au lieu du pilulier, et le sucre de lait pour *obvolvant*, au lieu des extraits inertes pour excipients.

Nous nous servons des mots *obvolvant* et *excipient*, afin de préciser la différence qu'il y a entre les granules dosimétriques et les pilules allopathiques. On a prétendu que c'était un vol que nous faisions à Hahnemann : mais Hahnemann n'a pas plus inventé ses *globules* que sa doctrine. Les granules étaient connus de temps immémorial, et quant à sa doctrine, c'était celle des mythes remontant aux premiers âges de l'homme, chez qui l'imagination a précédé la raison. »

J'arrête ici ma citation pour vous dire que le professeur Burggraeve ne se contenta pas d'avoir adopté l'emploi des alcaloïdes, mais qu'il chercha et trouva la meilleure manière de les administrer, établissant ainsi les lois de la thérapeutique, jusque-là abandonnées aux éventualités du hasard.

Il donna à sa méthode le nom de « dosimétrie », ce qui veut dire « appropriation du remède aux forces du malade et à l'intensité du mal ».

Pour vous en donner une idée suffisante sans entrer dans de grands développements, je ne saurais mieux faire que de vous rapporter l'exposé lumineux qu'en donne M. le Dr Feron :

« Par dosimétrie, nous désignons une méthode de traitement des maladies, s'appuyant sur des médicaments, sinon nouveaux, du moins introduits par le professeur Burgraeve dans l'application pratique, méthode qui agit d'une manière ininterrompue contre les symptômes morbides, au moyen d'agents puissants, donnés à des doses initiales très faibles, mais rapprochées à de courts intervalles, et continuées jusqu'à la disparition complète des accidents qu'on se propose de combattre. En d'autres termes, c'est une méthode essentiellement agissante, dans laquelle les moyens d'action se mesurent à la résistance des symptômes, comme à leur gravité. »

Après cet exposé si clair, il nous suffira de dire quelques mots des *médicaments dosimétriques.*

Les *alcaloïdes* ont une excessive amertume et sous un petit volume, exercent une action très marquée sur les mouvements organiques.

Il semble que chacun d'eux possède une action élective sur un élément particulier de l'organisation, et cela en pénétrant dans nos humeurs, mais sans se combiner avec elles, ni avec nos tissus.

Leur action est une influence de contact, de présence, une impression sur les forces vitales et de là sur les fonctions. C'est donc une action bien plus dynamique que matérielle.

Ils possèdent en général des propriétés *incito motrices* et c'est ainsi qu'ils amènent les uns la contraction, les autres la dilatation des vaisseaux capillaires par l'intermédiare des nerfs vaso-moteurs réalisant ainsi le *strictum* et le *laxum* des vieux auteurs.

Ce sont en même temps des microbicides et quand ils ne détruisent pas les microbes, ils rendent leurs produits (toxines) inoffensifs, en relevant les forces vitales.

Leur action dans les maladies fébriles est singulièrement aidée par celle du *sedlitz deshydraté*, que l'on doit donner, dans ces cas, tous les jours et qui, produisant le lavage du tube gastro-intestinal et le tenant dans le plus grand état relatif de propreté, rend leur absorption singulièrement plus rapide et plus facile.

Parmi les corps définis, non compris dans les alcaloïdes, que la dosimétrie emploie, nous devons signaler le *sulfure de calcium* que le Dr Fontaine (de Bar-sur-Aube) a introduit dans la matière médicale de la nouvelle méthode comme microbicide et qu'il a employé avec le plus grand succès dans la diphtérie. D'autres médecins dosimétristes en ont obtenu d'excellents résultats dans la fièvre jaune, le choléra, l'érysipèle, la coqueluche, enfin, dans les maladies infectieuses, microbiennes.

Introduit dans l'économie, il s'y décompose en gaz sulfhydrique qui, faisant retour vers l'extérieur, va tuer les microzoaires et les microphytes, comme cela a lieu dans l'angine diphthéritique et le croup.

Une des règles les plus précieuses dans l'administration des agents dosimétriques consiste dans l'emploi simultané de plusieurs de ces agents. Ainsi, dans la fièvre aiguë, on emploie et à la fois l'aconitine, la digitaline, et la strychnine : C'est la triade dosimétrique. S'il s'agit d'une fièvre d'accès, ou intermittente, l'arséniate de quinine est associé à la strychnine, et cette association jouit de la propriété remarquable d'augmenter considérablement l'action propre à chaque médicament pris isolément, comme l'expérience le démontre. Dans une foule d'états inflammatoires, où la douleur, le spasme s'ajoutent à la congestion, il convient d'associer et de donner en même temps les médicaments opposés à ces éléments divers de souffrance, et alors, l'hyoscyamine, la morphine, la codéine s'ajoutent aux médicaments appelés aconitine, digilatine, strychnine.

Ces agents divers, donnés dans un état de pureté et de solubilité absolue, ne confondent pas leur action, quand ils ont été absorbés, et qu'ils ont pénétré jusqu'aux limites les plus reculéesde l'organisation, les cellules élémentaires. Non, chaque médicament s'adresse à un élément particulier, à l'exclusion de tout autre. C'est une sélection véritable et chaque combattant marche vers son but spécial ; ici, pas de décomposition chimique, pas de combinaison ni de neutralisation de nos médicaments.

La maladie est toujours un état complexe, à éléments plus ou moins nombreux, que le médecin dosimètre doit attaquer simultanément, s'il veut l'étouffer, la juguler.

Parmi nos agents de médication, il en est un qui possède une propriété des plus remarquables, celle d'inciter, de provoquer les énergies vitales. Nous voulons parler de la strychnine qui, soit seule, soit à l'état d'arséniate, de sulfate et d'hypophosphite, trouve son application dans la plupart des états morbides, et, donnée en même temps que les autres médicaments, augmente considérablement leur action.

Pour compléter ce qu'il est nécessaire de savoir de la réforme Burgraevienne, il convient de dire un mot de *la forme sous laquelle la méthode administre les alcaloïdes :* cette forme est la forme granulaire, dans laquelle le médicament n'est qu'associé à du sucre de lait, et se trouve à l'extérieur du granule (aux doses de 1/4, 1/2, 1 milligr. pour les plus actifs) afin qu'il puisse se dissoudre promptement dans l'estomac, passer de même dans le torrent de la circulation et exercer son action le plus vite possible sur l'organisme sans s'y accumuler, comme cela fut arrivé, si le granule eut été fait au pilulier.

Cette forme était la seule possible et en voici la raison :

Les alcaloïdes, par suite de leur grande amertume, laissent une sensation des plus désagréables sur l'organe du goût, quand on les garde un instant dans la bouche, et, en même temps, ils produisent une vive irritation sur la muqueuse buccale. Or s'ils étaient donnés en solution, cet inconvénient se répétant à chaque indigestion, il eut été impossible d'en faire l'administration coup sur coup, comme il convient dans les états aigus, sans provoquer le dégoût et l'intolérance.

Concluons qu'il n'y avait pas une autre manière de les faire prendre, et qu'il faut renoncer à l'idée de les donner en solution aqueuse ou alcoolique.

Il y aurait d'ailleurs à cela un autre inconvénient : le médicament sous cette forme ne peut conserver ses propriétés ; il est, en effet, démontré que les alcaloïdes s'altèrent au bout de quelques jours dans tout liquide exposé à la lumière.

Nous ne pouvons quitter ce sujet sans répondre à une objection qui est souvent faite aux médecins dosimètres : comment, nous dit-on, pouvez-vous administrer sans déterminer d'accidents, des doses si élevées de médicaments doués d'une très grande activité comme le sont l'aconitine, la vératrine, la digitaline, la strychnine, l'hyosciamine, etc., quand on voit si souvent des troubles graves et quelquefois la mort être occasionnés par l'ingestion d'un ou deux milligr. de ces substances ?

A cela nous répondons que *la résistance au remède* augmente avec la maladie, de sorte qu'un individu atteint de fièvre pourra prendre impunément plusieurs milligr. d'aconitine concurremment avec autant de strychnine, alors qu'il ne supporterait pas cette dose dans son état habituel sans en être plus ou moins troublé.

Puis il faut tenir compte de la manière dont le remède est administré. Il est évident que lorsqu'il est donné sous une forme qui le rend très soluble et à doses inoffensives et espacées, il ne peut s'accumuler dans le sang, puisqu'il est éliminé très promptement par les urines, la sueur, les selles et que dans ces conditions on ne comprendrait pas qu'il occasionnât des accidents, à moins d'être continué quand l'effet physiologique poursuivi est obtenu.

On peut comparer cette tolérance de l'organisme pour les remèdes très actifs donnés à doses fractionnées, à celle qu'il manifeste pour les boissons spiritueuses ou simplement hygiéniques au cours d'un long repas. — Si un convive boit un demi verre de vin tous les quarts d'heure, par exemple, il en aura consommé huit, soit le contenu d'une bouteille au bout de deux heures. Cependant il pourra n'être que gai. sans présenter des signes d'ivresse. Mais s'il prend ces huit verres coup sur coup, il sera certainement gris et plus ou moins malade.

A propos de cette tolérance pour les boissons alcooliques. je me rappelle qu'avant de connaître la dosimétrie, j'avais prescrit à une jeune femme chez laquelle existaient une grande petitesse du pouls, un refroidissement de la peau, et une tendance à la syncope, une cuillerée à bouche de cognac à prendre de demi-heure en demi-heure jusqu'à cessation de ces accidents. Or cette jeune femme très sobre et ne prenant jamais de spiritueux, but en 24 heures une bouteille presque entière d'eau-de-vie, sans en être incommodée ; elle n'en ressentit que les effets médicamenteux attendus.

Aujourd'hui nous combattrions les mêmes troubles d'une manière plus commode par l'administration de l'arséniate de strychnine et de la morphine données à la dose d'un milligramme de chaque de quart d'heure en quart d'heure.

A côté de cela, certaines personnes ne peuvent dans leur état de santé ingérer un petit verre de liqueur, une tasse de café sans avoir, aussitôt après, un pouls plus fréquent, une vive coloration du visage, une augmentation de la chaleur cutanée, du tremblement, etc. J'ai connu la femme d'un magistrat qui ne pouvait pas prendre une cuillerée à café de sirop diacode sans ressentir les premiers symptômes d'un empoisonnement par l'opium.

On voit par là combien est variable chez le même sujet et d'un sujet à l'autre la tolérance de l'organisme pour les médicaments et les boissons qui possèdent, comme eux, la propriété de modifier le rythme des mouvements fonctionnels.

Ainsi se trouve justifié ce principe de la méthode Burggravienne, qu'il n'y a pas de dose *maximà* ou *minima*, que le médicament doit être donné jusqu'à effet utile.

Nous pouvons dire maintenant que le créateur de la dosimétrie n'a rien négligé pour que sa réforme fût complète.

Il a donné à la thérapeutique ce qui lui manquait, des lois positives et des armes d'une grande précision, sous la meilleure forme possible.

Telle est, dans ses grandes lignes, la réforme médicale du professeur Burggraeve, réforme qui ramène la médecine à la doctrine vitaliste, et la délivre en même temps de l'impuissance à laquelle elle était jusqu'ici condamnée, quoique ayant l'entière conscience de la nécessité d'une intervention active, aussi rapprochée que possible des premières manifestations de la maladie.

Par là se trouve fondée une thérapeutique véritablement scientifique, puisqu'elle est assise sur les bases solides de la physiologie et de l'observation clinique.

MESDAMES, MESSIEURS,

Ne pensez-vous pas qu'une telle réforme, donnant enfin des lois précises à la thérapeutique, et lui permettant de juguler les maladies aiguës, aurait dû être acceptée par l'École comme un immense service rendu par son auteur à l'humanité et à la science médicale, dont elle ne pouvait que relever le prestige.

Cependant elle ne trouva dans les sphères officielles que de l'opposition, qui se manifesta sous la forme d'une vaste conspiration du silence. La méthode Burggraevienne ne fut l'objet d'aucune discussion dans les cours des Facultés, ni dans les Académies ; elle n'y fut pas même mentionnée; le nom de Burggraeve n'y fut pas même prononcé. Mais l'opposition n'était que trop réelle, et on le vit bien quand le Dr Chavée, de Bruxelles, ayant été admis à lire à l'Académie de médecine de Paris, une communication sur la jugulation des maladies aiguës, arriva à prononcer le nom de *Dosimétrie* et de granules dosimétriques, la parole lui fut retirée aussitôt et il ne put continuer sa lecture.

Il serait intéressant de rechercher les motifs de cette attitude hostile vis-à-vis de Burggraeve, médecin et professeur émérite, apportant les moyens de juguler les maladies aiguës, en la comparant à la reconnaissance et aux honneurs accordées à Pasteur, l'homme profondément scientifique, mais non médecin, qui a créé la bactériologie et par elle, révolutionné la question étiologique de ces mêmes maladies.

Mais cela nous entraînerait trop loin.

Par contre, la réforme de Burggraeve fut accueillie avec admiration, joie et reconnaissance par la foule des médecins praticiens qu'intéresse le progrès de leur art, et qui veulent, avant tout, pouvoir guérir leurs malades. Sa méthode se répandit promptement dans toutes les parties du monde, parce que tous ceux qui l'essayèrent furent convaincus de la vérité de ses principes par les succès de leur pratique.

Il était réservé au Dr Burggraeve une grande satisfaction qui est venue le fortifier contre les calomnies et les attaques de mauvaise foi. Quelques mois avant de mourir (1877), l'illustre physiologiste Claude Bernard, confirmait par sa parole la valeur de la doctrine dosimétrique. Cette adhésion tardive, mais précieuse, n'eut pas un grand retentissement parce qu'elle est voilée sous les réticences d'un langage officiel, et aussi parce que les leçons orales qui nous l'ont transmise, n'ont été divulguées qu'après la mort du savant professeur.

Dans ces leçons, Claude Bernard se prononce nettement pour une thérapeutique qui, prenant pour base la physiologie expérimentale, n'emploie que les principes purs, exactement dosables, et à action parfaitement connue, les *alcaloïdes*, au lieu de ces remèdes complexes qui, comme la classique thériaque, renferment une foule de composés d'origine les plus diverses et que la vieille pharmacpoée semble n'avoir si bizarrement assemblés qu'afin que chaque maladie y trouve son antidote spécial, mais inconnu.

Douze ans plus tard, en 1889, l'alcaloïdo-thérapie avait fait d'importantes conquêtes dans le monde officiel de la médecine. En cette même année elle fit son entrée à l'académie de Paris, mais elle s'y présenta comme une nouveauté recommandée par MM. les Docteurs G. Sée et Laborde. Ces messieurs, à propos de la discussion soulevée sur l'action du strophanthus dans les maladies cardiaques, soutinrent la supériorité des alcaloïdes sur les plantes contre MM. Constantin Paul, Bucquoy et Dujardin-Beaumetz, qui n'admettaient cette supériorité que lorsqu'il s'agit d'expériences sur les animaux, prétendant qu'en clinique il n'en est pas de même.

M. G. Sée conclut par ces paroles tout à fait typiques, fait remarquer le Dr Bourdon, un des adeptes les plus distingués et les plus fervents de la méthode Burggraevienne, à qui j'emprunte ces renseignements consignés par lui dans un très spirituel discours lu à la société de thérapeutique dosimétrique : « Ce sera du reste, dit M. Germain Sée, l'honneur de la médecine moderne et de la chimie biologique de substituer *partout* et *toujours* aux médicaments empiriques les principes chimiques, rigoureusement définis. »

Mais l'éminent académicien s'est bien gardé de rendre l'hommage qui lui était dû à celui qui a opéré cette « substitution » des principes immédiats aux plantes dont ils sont retirés, et qui a indiqué la manière de se servir des alcaloïdes en la faisant passer de l'expérience physiologique à l'application clinique.

Toutefois, et c'est là où nous voulons en venir avec M. le Dr Bourdon, malgré cette brillante consécration donnée à l'alcaloïdo-thérapie par la bouche de savants éminents du haut de la tribune académique, il ne faudrait pas croire, — comme ses honorables membres paraissent le faire — que, pour réaliser une thérapeutique rationnelle et scientifique, il suffise d'employer les alcaloïdes n'importe comment, c'est-à-dire selon les mêmes errements de l'allopathie, en fixant des doses maxima et minima.

Non ! cela ne suffit pas.

Pour faire un judicieux et salutaire emploi des alcaloïdes, il faut le faire selon les préceptes de la thérapeutique dosimétrique : donner le médicament par doses fractionnées et répétées jusqu'à effet utile, en ne perdant jamais de vue la vitalité dont le souci constant réclame, entre tous les autres alcaloïdes, la prépondérance de la strychnine et de la brucine, incitants, et réveilleurs des actions vitales.

Mesdames, Messieurs,

Le critérium définitif d'une méthode de traitement, c'est la mortalité. Eh bien, nous l'avons dit déjà, le Dr Burggraeve, alors qu'il était placé à la tête d'un grand service de chirurgie de l'hôpital civil de Gand, où les cas de blessures étaient très nombreux, perdait de 25 à 30 0/0 de ses malades, qui succombaient à la résorption purulente et à la fièvre de consomption.

Dès que, ayant donné un corps à sa méthode, il put, grâce aux alcaloïdes défervescents et névrosthéniques, combattre ces fièvres, il empêcha les blessés de devenir malades et put les nourrir abondamment, ce qui est un élément considérable de succès, comme on a pu s'en rendre compte, en lisant l'histoire des blessés de Crimée, où l'on voit que les blessés anglais, mieux nourris que les blessés français, résistaient et guérissaient tandis que les nôtres mouraient pour la plupart. Il arriva ainsi à faire tomber la mortalité à 5 0/0 d'abord, puis à zéro.

Ce n'est pas là un fait isolé.

De toutes les parties du monde sont venues des observations attestant que les médecins dosimètres jugulaient des fièvres graves, c'est-à-dire qu'ils diminuaient considérablement leur durée habituelle. Il y a dans le recueil qui en a été publié par le Dr Burggraeve, dans ses *Études sur Hippocrate*, des cas de toutes sortes de maladies aiguës, fièvre typhoïde, pneumonie, pleurésie, bronchite, variole, rougeole, scarlatine, angine, fièvre diphthéritique, etc. guéries en un temps très court par les moyens indiqués par la méthode dosimétrique.

Il est vrai que les adversaires de la dosimétrie vous disent qu'il y a là erreur de diagnostic. Or, il y a dans le camp dosimétriste, à côté de praticiens d'une valeur incontestable, pas mal de professeurs, parmi lesquels nous remarquons le Dr Laura professeur à l'école de médecine de Turin, et auteur d'un magnifique traité de *Thérapie dosimétrique comparée* et l'on conviendra que de tels hommes savent distinguer une maladie d'une autre.

Sans doute, dans une fièvre typhoïde, qu'il n'a pas laissé évoluer, c'est-à-dire passer de la phase dynamique où les troubles ne sont que fonctionnels, à la phase organique caractérisée par l'existence de lésions matérielles, le médecin ne peut pas observer sur son malade les signes de la deuxième période : taches rosées sur la peau du ventre, dents fuligineuses, langue sèche, brune et rapeuse, etc. Mais si ces signes n'existent pas, c'est parceque la médication, en diminuant chaque jour la paralysie des nerfs vaso-constricteurs, en soutenant les forces vitales, a fait baisser la fièvre et, ainsi, empêché les effets d'une trop grande élévation de la température. La preuve que c'est bien la médication qui produit cet abaissement, c'est qu'il suffit de l'interrompre dans les premiers jours, pour qu'aussitôt la chaleur fébrile et la fréquence du pouls s'élèvent.

Nous ne pouvons ici vous donner des observations détaillées ; ce serait abuser de votre bienveillante attention. Mais permettez-moi de vous citer quelques lignes d'une brochure du docteur Juhel, de Caen, intitulée : « *la Médecine du passé et la Médecine de l'avenir* » : Dernièrement, dit ce médecin, un de mes enfants, âgé de 9 ans, est pris de fièvre intense avec céphalalgie, délire, pouls à 130, température correspondante. Quelques jours auparavant j'avais perdu son jeune frère âgé de 7 mois, au sein, d'une méningite aiguë, qui avait duré huit jours. Je soumis aussitôt l'aîné à la médication dosimétrique défervescente, et administrai moi-même les granules, jusqu'à cessation complète de la fièvre. Or, veut-on savoir ce que l'enfant a absorbé de granules, pour nous donner ce résultat ; 52 granules d'aconitine et de vératrine administrés, deux par deux, de 1/2 heure en 1/2 heure. Quelques granules d'arséniate de quinine, le plus puissant fébrifuge que nous ayons, furent pris les jours suivants pour empêcher le retour de l'état fébrile. Quelle était cette fièvre ? de quelle nature était-elle ? Tout ce que je sais, c'est qu'elle a cédé aux granules défervescents en quelques heures ; ce que je ne sais que trop malheureusement, c'est qu'avant de suivre cette méthode que je bénis, j'avais perdu trois enfants de méningite aiguë, chaque fois après huit jours de maladie.

Cette observation est on ne peut plus intéressante en ce qu'elle nous fait voir la puissance de la médication alcaloïdique régie par les principes de la dosimétrie, à côté du danger que fait courir aux malades la continuité d'une température morbide élevée, danger dont le Dr Juhel donne l'explication suivante : « Si cette température ne s'abaisse pas, dit-il, si le pouls continue de battre 120, 130, 140 fois par minute, le sang devient visqueux, noirâtre par défaut d'oxygénation ; il circule avec une peine extrême dans les vaisseaux distendus, paralysés, sans ressort, et le cœur s'épuise en contractions trop faibles pour imprimer à la masse sanguine un mouvement régulier. De là des stases et des embarras dans la circulation des organes les plus essentiels à la vie, et la suppression des sécrétions, dont les produits retenus dans le sang qu'ils empoisonnent, déterminent les accidents si souvent mortels de l'ataxie et de l'adynamie. Ces phénomènes qui annoncent l'inflammation par paralysie des vaisseaux, seront combattus avec succès, non par les émissions sanguines, qui ne peuvent rien contre une inflammation passive, mais par les excito-moteurs qui ramèneront la contractilité des vaisseaux et régulariseront le cours du sang » (1).

Il faut donc que le public le sache aussi bien que le médecin, l'opportunité de l'intervention médicale n'est jamais meilleure, ainsi que nous l'avons dit plus haut, que dans la période initiale des maladies ; c'est là que l'art du médecin, ayant à son service les armes de précision que lui fournit la dosimétrie peut faire des merveilles, opérer de ces guérisons qui paraissent miraculeuses, bien qu'elles ne soient que le résultat prévu des applications de la science.

En veut-on quelques exemples récents :

Premier fait. — Cet hiver je fus appelé auprès d'un jeune homme de dix-huit ans qui, à peine convalescent de la grippe, venait d'être repris de fièvre, après être resté longtemps exposé à un courant d'air, par une température de plusieurs degrés au-dessous de zéro.

(1) Docteur JUHEL, de Caen. *La Médecine du passé et la Médecine de l'Avenir*

Il avait du frisson, présentait deux points de côté très douloureux au niveau des muscles pectoraux, un peu de matité à la base du poumon gauche et respirait péniblement (*symptômes observés au début de la pneumonie*).

Le malade ayant pris le lit vers midi, se réchauffa à l'aide de quelques boissons chaudes et le soir son pouls était à 100 et sa température axillaire à 40° 2. Quand il apprit qu'il avait cette température, il se montra effrayé, ayant entendu dire que c'était toujours un symptôme grave.

Il était urgent d'agir sans retard, et c'est ce qu'on fit, en administrant tous les quarts d'heure la triade dosimétrique associée aux granules de codéine et de bromhydrate de cicutine pour calmer la douleur. Premier résultat du traitement de la nuit : la température est tombée à 38° 4 et la douleur a diminué.

Interruption pour opérer le lavage intestinal à l'aide du sedlitz, et donner du bromhydrate de quinine, pour maintenir les changements acquis. Reprise des granules dans la soirée, et continuation jusqu'à nouvel abaissement de la température. Ce résultat était obtenu le lendemain matin, car le malade n'avait plus que 37° et son pouls était tombé à 60. La jugulation était complète et définitive, car la fièvre ne reparut plus.

Deuxième fait. — Madame de L.., s'est accouchée le lundi 25 février pour la seconde fois, et cette fois, à l'aide du forceps. La montée du lait s'est faite dès le lendemain dans les meilleures conditions, et le lendemain et les jours suivants, la malade n'a pas eu la moindre fièvre, grâce à la précaution que je lui avais fait prendre de lui prescrire trois fois par jour les granules d'aconitine, de digitaline et d'arséniate de strychnine.

Mais, nourrissant son enfant, elle a eu malgré toutes les précautions prises, des gerçures aux mamelons, comme après son premier accouchement et cela lui a fait craindre avec raison d'avoir quelque abcès, puisque les mêmes accidents lui en avaient précédemment valu deux.

Au huitième jour, le sein droit déjà très sensible et très tendu depuis la veille, a présenté à sa partie inférieure, deux points indurés, d'une largeur de 4 centimètres carrés, et dont la plus légère pression est très douloureuse. C'était ainsi, qu'après ses premières couches, avait débuté l'inflammation du tissu cellulaire péri-glandulaire qui avait abouti à plusieurs abcès.

Ce jour-là, elle avait dès le matin une fièvre intense : Température 39°2, Pouls à 100.

Le sein est recouvert de ouate salolée, après avoir subi quelques onctions de vaseline, et les défervescents (aconitine, digitaline, arséniate de strychnine) sont administrés de quart d'heure en quart d'heure sans interruption jusqu'au soir. Il y est joint un granule d'iodoforme, corps à la fois résolutif et antiseptique. — Pour boissons : limonade additionnée de sulfate de magnésie deshydraté, sel granulé de Sedlitz.

Le soir à 9 heures, la température était tombée à 38, on donna 0 gr. 20 de bromhydrate de quinine.

A ma visite du matin, quel n'est pas mon étonnement, pour ne pas dire ma joie : la température est à 37°, et le pouls à 56, et en même temps je constate avec la plus vive satisfaction que non seulement nous avions vaincu la fièvre, mais que le sein malade ne présente plus ni induration, ni douleur, qu'il s'est affaissé comme s'il avait été vidé par les succions d'un vigoureux enfant.

Ici le traitement a non seulement vaincu la fièvre, mais fait rétrocéder l'inflammation du sein.

Troisième fait. — Je termine par un troisième fait qui se relie au précédent.

Le 10 mars, Mlle Jeanne Ch..., sœur de Mme de L..., qui la soignait depuis le jour de ses couches sans se donner un repos suffisant, se trouva, dès le matin, prise d'un grand accablement, d'une fièvre intense, et d'angine.

Déjà la veille ses amygdales étaient énormément distendues, d'un rouge sombre et couvertes de plaques blanches.

Le 10, elles avaient chacune la grosseur d'un œuf de pigeon, se touchaient presque et étaient d'une sensibilité extrême.

La langue était blanche et pâteuse, le pouls à 104 et la température au-dessus de 39.

Le traitement, par l'administration coup sur coup de la triade dosimétrique fut commencé de suite et des badigeonnages avec un collutoire au salol, furent faits toutes les heures sur les amygdales.

A 9 heures du soir, on ne voyait plus de plaques blanches, et le pouls était à 38. — Mais la malade avait un fort mal de tête, et parlait sans savoir ce qu'elle disait dès qu'elle fermait les yeux. Elle aurait voulu dormir, mais ne le pouvait. Il fallait combattre cet état, ce que je fis, en arrêtant l'administration des granules et en donnant dix granules de codéine en une fois (soit un centigramme).

Une demi-heure après, la malade s'endormait d'un sommeil paisible qui dura jusqu'à 6 heures du matin.

A 8 heures il n'existait plus de traces de fièvre : le pouls était tombé à 56 et la température à 39. Les amygdales étaient diminuées de moitié et avaient perdu presque complètement leur rougeur. La malade était guérie et contente de son état, quoique affaiblie et pâle, comme on l'est, au début de la convalescence d'une maladie sérieuse, mais ayant faim et se trouvant dans les meilleures dispositions pour réparer ses forces, qu'une bonne alimentation lui a fait regagner en 24 heures.

Voilà, s'il en fut, des jugulations incontestables que l'on n'aurait jamais pu obtenir avec les moyens et les procédés de la médecine traditionnelle.

Vous parlerai-je de maladies ordinairement plus longues, de la fièvre typhoïde, par exemple ? Evidemment on ne les jugule pas comme les précédentes en 24 heures, mais quand le médecin est appelé au début, il peut le faire en 10 et 15 jours, et quelquefois moins, ce qui est encore une belle chose, surtout si l'on songe que la convalescence est alors très courte.

J'ai obtenu, en 10 jours, une jugulation complète de cette dernière maladie chez un enfant de 10 ans, dont l'observation a paru en juillet dernier dans le *Répertoire de médecine dosimétrique*, et en ce moment même je soigne une jeune fille de l'avenue de Friedland, qui a été vue avec moi, en consultation par le Dr Goyard et qui, après avoir présenté un état des plus inquiétants, avec pouls à 120 et température de 41°, est entrée en convalescence au 12e jour du traitement.

Il nous est permis de conclure de ces faits après tous ceux du même genre qui ont été recueillis depuis 20 ans dans le *Répertoire de médecine dosimétrique*, que la médecine, redevenue vitaliste avec la dosimétrie, est entrée par elle dans sa véritable voie. Avec les armes perfectionnées qu'elle en a reçues, elle guérit plus souvent parce que ses moyens attaquent à la fois la cause et les effets des maladies et lui permettent de soutenir constamment la vitalité, qui a besoin d'être aidée sans cesse pour pouvoir résister à l'action déprimante des toxines qui empoisonnent le sang et qu'engendrent les microbes venus du dehors ou nés sur place.

Les résultats les plus récents de la serumthérapie sont encore la justification de la conception géniale de Burggraeve. Ils démontrent (et cela ressort nettement d'un très beau travail de M. le Professeur Alexandre Poehl, de Saint-Pétersbourg (1) que l'aptitude de l'organisme à résister aux

(1) Sur l'immunité et l'immunisation au point de vue biologo-chi-

processus pathologiques est en rapport avec l'état des oxydations intra-organiques, c'est-à-dire celui de la respiration interne, ou, ce qui revient au même, de la vitalité, et que les antitoxines qui se forment par la leucocythose, (dissociation des leucocythes en présence des microbes) augmentent d'autant mieux la résistance à l'action dépressive des toxines que le sang est plus alcalin. Or justement les alcaloïdes névrosthéniques (la strychnine surtout) augmentent à la fois l'alcalinité du sang et la vitalité.

Disons donc en terminant, avec le professeur Laura, que grâce à Burggraeve, la thérapeutique est enfin entrée dans la voie de la médecine militante et revenue à l'idéal qu'il y a deux mille ans Celse résumait en ces mots : « guérir vite, sûrement et agréablement », au *cito, tuto* et *jucunde*, ce rêve de toutes les écoles, ce but poursuivi par tous les esprits élevés, et les plus nobles cœurs.

mique, dans la *Tribune médicale* du 9 avril 1895, par le Professeur Alexandre Poehl de Saint-Pétersbourg.

CAUSERIE

PAR Mme A. FÉRON

Mesdames, Messieurs,

I

Mon intention n'est pas de prolonger outre mesure, cette séance déjà si bien remplie. Laissez-moi, en peu de mots, développer une idée qui m'est venue, il y a quelques semaines, alors que je disais aux dames de notre société dosimétrique :

« Les connaissances médicales, dans ce qu'elles ont de pratique, ne doivent pas être interdites aux femmes ».

J'ose espérer que les messieurs seront de mon avis, puisque les plus autorisés d'entre eux, admettent ici même, les dames à bénéficier des instructions scientifiques et médicales, qu'ils s'efforcent de mettre à leur portée.

Ces dames ont entendu les petites critiques que j'adressais à la faculté, elles ne se formaliseront pas j'espère, si ce soir leur tour arrive d'être prises à partie, si je cherche à mettre en lumière pour mieux les examiner et les guérir, quelques-uns des travers, encore fort remédiables de notre époque.

Du reste, ce qui va être dit plus haut, il y a longtemps qu'on l'écrit et le dit tout bas.

« Il faudrait réformer, légiférer, réprimer, disent les hommes ».

Mais ils auraient tout à faire pour se réformer eux-mêmes..... n'essayons donc pas de remonter à la cause (ainsi que le voudrait tout bon diagnostic), arrivons tout de suite aux effets.

Oh ! ces messieurs sont tous d'accord à chanter les louanges, de ce qu'on est convenu de nommer la bonne ménagère, l'intelligente mère de famille. Combien enchanteur le foyer lorsqu'il est embelli par cet être à la fois, actif, dévoué gracieux, et les dîners intimes bien soignés, les douces causeries du soir, etc., etc... Tout cela, c'est de la belle phrase à barbouiller du papier ou de jolies conversations qui fuient comme le vent. On peut en dire autant de ces splendides discours, affichés sur papier blanc, rouge ou vert, nous passons indifférents, sachant bien que ce qu'ils disent ne sont que paroles ronflantes n'aboutissant jamais à rien.

Pour faire quelque chose de sang froid, avec réflexion, il faut vraiment le vouloir, et la nature française est telle, qu'il faut un stimulant : la colère, la souffrance, l'amour-propre, l'élan généreux, pour la mettre en branle.

Il n'y a qu'à méditer notre histoire. En attendant un de ces soubresauts enthousiastes vers le progrès, c'est à toutes les femmes que revient la tâche de conserver ou conquérir, ce bien désirable entre tous, le bonheur dans le ménage!

II

Cependant, il faut le reconnaître, la réforme générale des études, a été menée assez rondement.

Partant de cette notion fort juste, que la mère doit posséder des notions vraies sur les choses de l'existence, si l'on veut qu'elle soit capable d'inculquer un jugement droit, sûr, d'ensemencer, en un mot, l'âme naissante de l'enfant, on a peut-être dépassé un peu le but. La femme, dit-on aussi, doit cultiver son esprit, son intelligence, afin de n'être pas trop inférieure à l'homme avec lequel elle est appelée à vivre.

Ce sera l'amie, la compagne de chaque jour, toujours prête à donner la réplique à M. le docteur, M. l'ingénieur, M. le juge ou l'avocat, son époux.

C'était une heureuse idée, certainement, mais voilà que l'on jette maintenant nos jeunes filles dans des études d'une aridité inconcevable. On va sans cesse compliquant les programmes d'examens pour les jeunes filles, où s'arrêtera-t-on?

Sans vouloir dire comme Chrysale, des Femmes savantes :

« .... Qu'une femme en sait toujours assez
Quand la capacité de son esprit se hausse,
A connaître un pourpoint d'avec un haut de chausse. »

Je crois pouvoir dire avec expérience, qu'une bonne partie de cette science moderne, n'est qu'un bagage encombrant, bien vite délaissé et oublié, à travers les cahots de l'existence.

Un peu moins de connaissances sur les racines carrées ou cubiques des nombres, et un peu plus d'habileté à choisir celles qui doivent être mises dans le pot au feu! La chimie, c'est parfait, mais j'entends désigner de ce nom la combinaison savoureuse, sortant de ce creuset qu'on appelle une casserole!

La physique, la nature et son évolution perpétuelle, oui les femmes devraient l'étudier et la comprendre, et surtout connaître le mécanisme humain, si parfait, dont les rouages sont tellement solidaires les uns des autres, que la moindre défaillance, lésion ou obstacle matériel, peut amener des troubles dans le sang ou la nutrition.

Connaître les langues, l'histoire, la géographie et même un peu d'astronomie, est une preuve de bon goût chez les femmes.

L'étude de la géographie, entre autres, portera sa récompense à tout âge : Voyages, lectures, conversations, tout en acquerra plus de charmes.

Mais qui enseignera aux jeunes personnes la science économique et celle de vivre en bonne santé ?

Sera-ce le jeune ou vieux mari, enchaîné qu'il est, par ses occupations ?

Non, assurément.

Et voilà cette pauvre petite barque, livrée à tous les hasards du destin, toute désemparée au premier choc, à la première contrariété, succèdant à la période ravie des premières semaines du mariage.

Ah ! si cette jeune femme a été élevée par une vraie mère, elle aurait vite repris son sang froid, trouvé le remède ou franchi l'obstacle. Mais combien n'ont eu pour les élever, qu'une bonne mère, ignorante elle-même et ballottée à tous les vents ! Quelques-unes n'en ont pas eu du tout.

C'est donc à celles-là qu'il faut porter secours, les prémunir contre les écueils de la vie.

III

Plusieurs éléments concourent à la pondération, à l'équilibre de la santé :

1° Une bonne et saine constitution, héritage le plus précieux du père et de la mère.

2° A défaut de cet héritage, ou même l'ayant dans toute sa plénitude, savoir l'améliorer ou le conserver par une conduite sage et intelligente.

3° Lorsque la maladie est arrivée, être prémuni contre ses effets désastreux, par certaines connaissances médicales usuelles, vous sauvegardant des imprudences, vous facilitant même, une prompte intervention là où le temps n'est pas de l'argent, mais de la vie.

A ces trois causes, toutes matérielles, il me faudrait ajouter, une série de considérations morales, ce qui m'entraînerait beaucoup trop loin.

L'esprit ou l'âme, est bien indépendante du corps ; cependant, améliorer le corps, c'est améliorer l'esprit. Voilà le fait, sans oublier le fait que bien des fois c'est la volonté de l'esprit qui guérit le corps.

La cause primordiale de notre bonne ou mauvaise santé, nous la subissons ; cet héritage paternel n'est passible d'aucune renonciation. Mais il n'en est pas de même, si nous envisageons les côtés multiples de la seconde considération, je veux dire, le choix des moyens, notre façon particulière d'entendre la vie.

Là encore direz-vous, l'origine, le destin pèsent sur nous d'une façon implacable. L'habitation, le logement, sommes-nous libres de les choisir à notre gré ? Eh bien ! oui, nous le pouvons, dans une certaine mesure, du moins. Il faut naturellement faire exception pour les indigents des villes, dont le choix pitoyable, erre entre le réduit obscur, humide et la mansarde, brûlante en été, glaciale en hiver.

Ainsi voilà un jeune ménage, par exemple, ayant le nécessaire, même un peu de superflu, il cherche un appartement pour s'y loger avec ses meubles frais et coquets; Croyez-vous que ces jeunes gens, vont s'enquérir de l'orientation des fenêtres? du plus ou moins de soleil en hiver, ou de la possibilité de faire circuler l'air en été ? Puis les jeunes, ceux qui ont des bonnes jambes, réfléchissent-ils un instant, que plus haut sera l'étage, plus dégagé il sera de la couche miasmatique des grandes villes?

Ah bien oui! il n'y a que la question de prix, capable de les déterminer à grimper plus haut, et encore... Monsieur d'abord, déclare qu'il ne veut pas monter plus haut que le second ; puis Madame tient au tapis sur l'escalier, accessoire qui ne manque pas de chatouiller agréablement la vanité de Monsieur.

Tous deux veulent un salon et un grand encore ; tant pis pour la chambre à coucher, on y tassera le lit, les berceaux, tant bien que mal, et d'ailleurs si elle est petite, elle sera moins dure à chauffer.

Si encore le salon servait à la fois, de parloir, de salles d'étude et de travail, « mais non, vous n'y pensez pas, cela défraîchirait les meubles de s'y tenir toujours, et puis les rideaux sont si bien drapés, qu'il y règne seulement un demi-tour, plein de distinction. »

Voilà où la mode ou plutôt un désir d'élégance, nous conduit ; on veut imiter les belles draperies à l'Italienne des palais de Gênes ou de Rome, copier les styles Henri II, Louis XIII, Louis XIV, empire, que sais-je... Avant de clore aussi hermétiquement nos petites fenêtres, allons faire un tour en Italie, où ce qui est plus près, à la place des Vosges (ancienne Place Royale) là, nous verrons ce qu'étaient ces ouvertures, ces plafonds élevés, chez les grands seigneurs des siècles passés !

Du reste, les hautes fenêtres, les grandes baies vitrées de nos maisons aristocratiques modernes, sont là pour nous prouver que l'air et la lumière jouissent encore d'une certaine faveur.

Il faut régler l'ampleur de ses rideaux sur l'ouverture dont on dispose.

Beaucoup de gens semblent tout ahuris, lorsqu'on leur fait remarquer que les tentures les privent d'un des éléments les plus nécessaires à la vie, la lumière.

Dans cette obscurité les globules du sang se décolorent, et à force d'y vivre, on contracte cette pâleur que l'on croit distinguée, mais bien plutôt digne de pitié que d'admiration.

Les enfants parisiens font souvent l'étonnement des provinciaux ; pauvres petits !

On les compare à ces salades, cultivées en cave pour les faire blanchir. Ils en ont toute la mièvrerie, la délicatesse, le peu de consistance.

Eh bien, une jeune mère devrait savoir cela et d'autres choses encore.

IV

Celui qui sait choisir sa demeure et la meubler selon les lois de l'hygiène, fait preuve de bon sens ; mais cela ne suffit pas, il faut encore savoir choisir sa nourriture.

Les tempéraments diffèrent, c'est au médecin à dire ce que l'on doit préférer ou éviter, car on se juge mal soi-même. Mais une femme sérieuse, ne s'en remettra pas absolument à sa servante sur le choix, la qualité de la marchandise.

A Paris, tout est pour le plaisir de l'œil, les falsifications sont déguisées sous les plus magnifiques apparences ; aussi la question du marché, est très importante, et demande, une véritable finesse d'observation.

Je ne reviendrai pas sur le pain, notre nourriture quotidienne, j'ai essayé l'an dernier de vous démontrer, tous les dangers auxquels nous sommes exposés désormais à cet égard. Les viandes, les boissons demanderaient une étude toute spéciale, que je verrais, avec plaisir, traitée par une voix compétente.

La provision faite, il reste à en tirer le meilleur parti possible ; c'est encore là une question palpitante pour une maîtresse de maison. Le plus beau livre, n'apprendra jamais à faire la cuisine, si l'on n'y joint la pratique. Ne craignez rien pour vos jolies mains, Mesdames, il y a manière de s'y prendre. Comment pourriez-vous reprocher à votre petite bonne, de ne pas savoir faire ce que vous êtes incapables de lui démontrer vous-mêmes ?

Si les jeunes personnes savaient tout ce qu'il y a de bonheur en germe dans l'art culinaire, elles ne prendraient pas des airs dégoûtés et renfrognés, lorsqu'il s'agit de composer une sauce, surveiller un rôti, faire un entremets. Nos jeunes parisiennes sont gracieuses et charmantes, en en jouant comme de jeunes chattes, à travers ce fouillis de dentelles et rubans de nos grands magasins. Elles chiffonnent à ravir les fraîches créations de la mode, mais comme elles laisseraient vite fleurs et dentelles, si on leur disait, qu'à l'heure où elles ne rêvent que toilettes, leur mauvais cordon bleu est en train de massacrer le dîner, pour lequel cependant, on avait mis pas mal d'argent et de soins, le matin de ce jour.

Monsieur va rentrer, déjà fatigué et un peu maussade, la besogne lui ayant été rude, dans la journée, mais il compte sur une table bien mise, un dîner soigné, il en est tout ragaillardi, rien qu'à y penser.

Déception ! on est en retard, madame rentre à peine, plusieurs objets manquent sur la table, le plat qu'il aime est complètement manqué !

On se lasse à la longue, de ces accidents, dont on a ri d'abord ; des observations amicales, on arrive aux reproches, aux paroles aigres, à la tempête enfin où doit sombrer l'affection réciproque.

Dirons-nous que les hommes sont des égoïstes, mettant leurs satisfactions matérielles au-dessus de l'amitié ? Soyons justes, Mesdames, beaucoup trop de jeunes femmes, mettent, ce qu'elles prennent bien à tort, pour des succès mondains, au-dessus de la paix et du bonheur du foyer.

Je voudrais donc que les femmes fussent aussi bonnes ménagères, qu'elles savent se parer avec goût, suivant leur âge et leur fortune.

V

Tout ce qui précède concerne la jeunesse, la santé, la prospérité ; mais viennent la maladie, la vieillesse, les infirmités ? il faut y songer pourtant.

Il serait prudent, lorsqu'on établit son budget de faire la

part des accidents, de la maladie, mais on songe plutôt aux futilités.

Toute bonne mère de famille, devrait avoir à cœur de posséder quelques connaissances médicales, ne pas ignorer l'action des principaux alcaloïdes, dont l'usage va se répandant, chaque jour davantage. Quant au mode de traitement, la méthode dosimétrique, lui offre les moyens les plus efficaces, les moins répugnants.

Si le public, était à même d'examiner, d'approfondir, les différents modes de traitements, puis qu'on l'invitât à se prononcer en un plébiscite, le résultat ne serait pas douteux, à condition toutefois, que les femmes fussent admises à déposer leur bulletin dans l'urne.

Ayons donc, une trousse de médicaments dosimétriques, elle remplacera avec avantage, la pharmacie dite de campagne, dans les cas urgents.

Que de services, elle rendrait, aux voyageurs, aux marins, aux soldats !

Je lisais dernièrement, un livre, dont l'auteur est un ancien chirurgien de la Marine. Ce petit ouvrage est charmant, tout à fait pratique. Il a été écrit, par un père attentif, dont le fils est aujourd'hui officier de l'infanterie de marine, parcourant les mers et les continents malsains.

Les indications les plus minutieuses, les plus prévoyantes, n'ont pas été négligées, qu'il s'agisse de maladies, d'affections chirurgicales ou des accidents possibles aux pays chauds.

Combien il serait heureux pour nos soldats de l'expédition de Madagascar, que leurs officiers fussent munis, d'un guide semblable, ainsi, que des médicaments dosimétriques indiqués.

Les alcaloïdes, si puissants dans le danger, doivent être parfois aidés, appuyés, par certains remèdes extérieurs, des précautions et pratiques toutes manuelles. Oui Mesdames, il faut savoir poser sangsues, ventouses, confectionner cataplasmes, sinapismes. Si vous avez des enfants, vous devriez comprendre l'utilité du thermomètre, avec lequel vous reconnaîtriez facilement, le degré, l'importance de l'état fébrile.

A partir de 39 degrés, on peut considérer la fièvre comme un danger, une sorte d'incendie qu'il faut se hâter d'éteindre.

Je vais encore plus loin, une maîtresse de maison, ayant charge d'âmes et dont l'habitation est éloignée de tous secours médicaux, devrait savoir ausculter.

Dernièrement une dame me disait avoir appris à ausculter, afin de pouvoir mieux surveiller la santé de ses enfants, pendant le temps des vacances à la campagne. Eh bien, loin d'en rire, je déclare qu'il me serait très agréable d'en savoir autant.

Quelle sécurité, lorsque l'on est éloigné du médecin ! savoir tout de suite si rien de grave ne se cache sous la fièvre, l'agitation qui vous inquiètent ! Les agents dosimétriques, si vous savez les manier, sont là pour faire cesser rapidement ces désordres encore tout superficiels.

La dosimétrie, je ne me lasserai jamais de l'admirer, de la proclamer partout et toujours, mais ce que je pourrai en dire, ne sera encore qu'un faible écho des louanges, des succès, des satisfactions personnelles de ses adeptes praticiens, dont il m'est permis presque chaque jour de lire les témoignages, les appréciations, dans l'œuvre du professeur Burggraeve.

VI

Cette causerie, peut-être déjà trop longue, il faut la terminer sur quelque chose.

Je pourrais à l'instar des chroniqueuses de mode, vous recommander tel ou tel produit merveilleux, conservant jeunesse, fraîcheur, beauté ; mais non, au contraire, je ne saurais jamais vous mettre assez en garde, contre ces cosmétiques, poudres, teintures, parfums, car leur usage ne ferait que hâter :

« Des ans l'irréparable outrage »

Mesdames, vous qui croyez être bien sages et modérées, en n'employant que de la poudre de riz, savez-vous qu'avec cette farine vous interceptez la transpiration dite « insensible » ?

N'en aurai-je donc jamais fini, avec la farine, direz-vous ? Pourtant il faut bien vous le dire, les salons, les salles de spectacles, dont l'atmosphère est corrompue par tant de respirations humaines, sont déjà des séjours fort malsains par eux-mêmes ; mais si vous obstruez les pores de la peau avec cette poudre, elle se transforme sous l'influence de la chaleur en une sorte de pâte s'opposant ainsi à la transpiration, qui naturellement doit se produire dans ces étuves, qu'on appelle des salons.

L'anémie, les bronchites, les douleurs, auront beau jeu sur nos belles mondaines. Comment, d'ailleurs, pourraient-elles bien se porter, faisant du jour la nuit ?

L'été on va aux eaux, aux bains de mer, à la campagne réparer les dégâts de l'hiver ; mais c'est comme la tapisserie de Pénélope.

Arrêtons-nous, il en est temps, car je suis bien près de me faire prendre en grippe par la jeunesse.

Déjà peut-être commence-t-on à dire : « cette dame est une insupportable prêcheuse, comme si elle-même n'avait pas aimé la danse, dans son temps ».

Oui, c'est vrai, mais cela n'empêche qu'il vaudrait mieux pratiquer cette gymnastique des jambes, en dansant, sous l'orméau, comme nos bons villageois.

Je souhaite qu'avec le printemps qui s'avance, vous puissiez aller humer les parfums des champs, respirer à pleins poumons le grand air. La gaîté, la joie, n'y perdront rien.

Orléans. — Imp. G. MORAND, 47, rue Bannier.

www.ingramcontent.com/pod-product-compliance
Ingram Content Group UK Ltd.
Pitfield, Milton Keynes, MK11 3LW, UK
UKHW021137230726
13926UKWH00002B/863

9 782016 176627